截瘫患者的家庭康复

中国残疾人康复协会◎编

戴　东◎编著

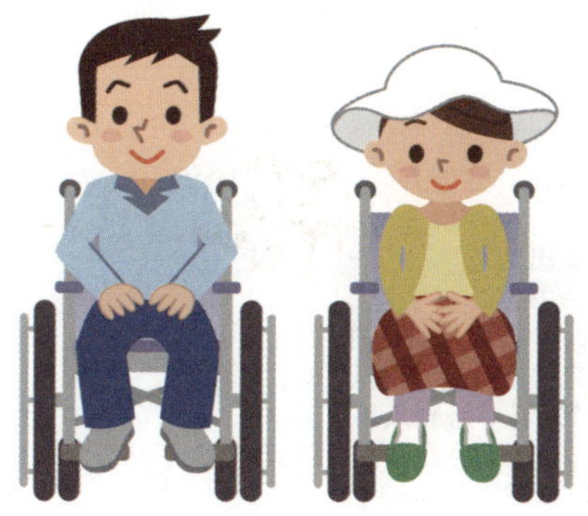

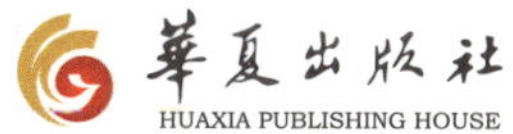

图书在版编目（CIP）数据

截瘫患者的家庭康复 / 戴东编著 . -- 北京 : 华夏出版社 ,2017.1

（社区康复知识读本系列丛书）

ISBN 978-7-5080-8970-6

Ⅰ . ①截… Ⅱ . ①戴… Ⅲ . ①截瘫 – 康复训练 Ⅳ . ① R682.209

中国版本图书馆 CIP 数据核字 (2016) 第 233601 号

截瘫患者的家庭康复

编　　著　戴　东
责任编辑　黄　欣　张　平
装帧设计　殷丽云　汪佳卉

出版发行　华夏出版社
经　　销　新华书店
印　　刷　北京金吉士印刷有限责任公司
装　　订　北京金吉士印刷有限责任公司
版　　次　2017 年 1 月北京第 1 版
　　　　　　2017 年 1 月北京第 1 次印刷
开　　本　880×1230　1/32 开
印　　张　2
字　　数　32 千字
定　　价　11.00 元

华夏出版社　地址：北京市东直门外香河园北里 4 号（100028）
　　　　　　网址：www.hxph.com.cn　电话：（010）64618981

编委会名单

主　编：许晓鸣

副主编：赵悌尊

编　委（按拼音排序）：

鲍秀兰　戴　东　杜乐梅（意大利）

贾美香　刘建宇　孟　申　孙丽佳

孙喜斌　许家成　许晓鸣　许弦歌

张苗苗　赵悌尊　郑红云　周维金

朱志荣

编　务：冯彦侠　翟　冀　吕鸿刚

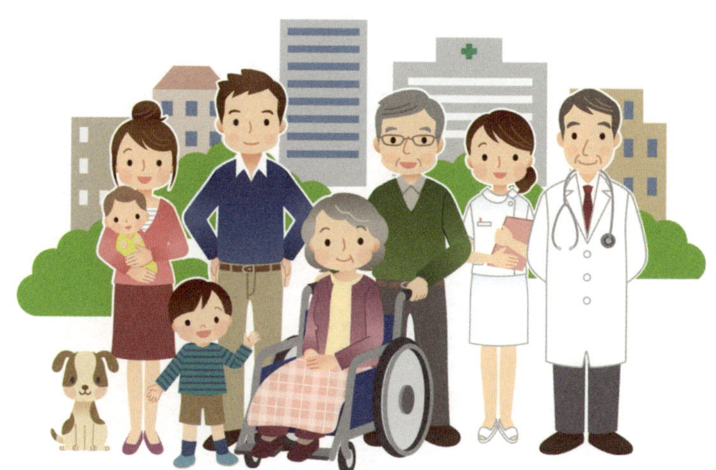

引 言

截瘫又称脊髓损伤，是指由于脊髓神经损伤导致的一种严重的肢体残疾。现今我国脊髓损伤患者已超过100万人，并以每年约1万人的速度增加。虽然多数脊髓损伤患者通过医疗机构的救治，可以恢复、改善一部分的功能和能力，但由于损伤程度的不同，也会遗留不同程度的永久性功能障碍，以及因瘫痪引发的诸多并发症。正因如此，许多脊髓损伤患者是肢体残疾人中病况最严重、最痛苦的。

当脊髓损伤患者出院回到社区和家庭后，将面对残酷的现实，出现许多疑问，比如：自己的病情还会发展吗？截瘫后会引发哪些并发症？预后（康复目标）是怎样的？在家里怎样继续进行康复训练？怎样掌握生活技能？怎样更好地从心理、功能和劳动技能等方面适应家庭生活和社会需要？

显然，单凭脊髓损伤患者和家属自身的知识和经验，是回答不了上述这些问题的。为了帮助有这样困惑的患者和家属，我们编写了本书，以通俗的语言，图文并茂的形式，为您和家人解答上述这些值得关心的问题，希望对您和家人有所帮助。

长期的脊髓损伤康复实践告诉我们：只要脊髓损伤患者和家人能够积极面对现实，尽快从身体上和心理上，适应从健全人到功能严重障碍者的变化，在社区及家庭里坚持进行科学有效的康复训练，就可以改善和维持身体功能，预防和减少并发症。患者还可以根据自身状况，有目标地进行一些生活自理能力训练和参与社会的活动。这样，不但能够让患者本人重新获得一些实用的能力，改善生活质量，同时还可以为家庭和社会减轻负担，为您开启崭新的生命之旅。

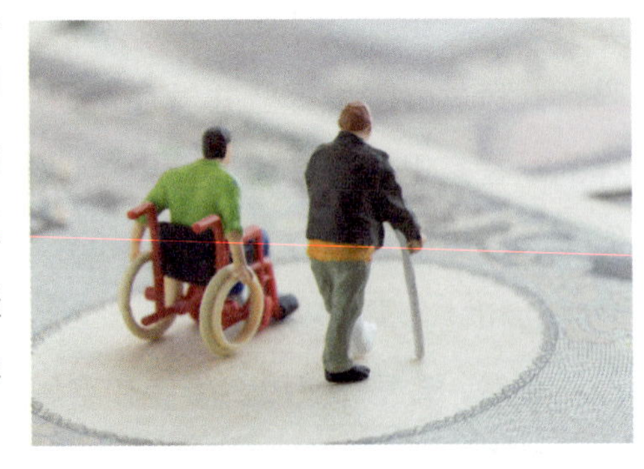

目录

一、截瘫的基本知识

二、截瘫患者的居家康复训练

三、截瘫患者适用的辅助器具和无障碍改造

一、截瘫的基本知识

1. 什么是截瘫?

截瘫也称作脊髓损伤，是指由于各种不同致病因素而引起的脊髓结构和功能损伤，造成脊髓损伤平面以下的运动、感觉、反射、自主神经、大小便控制等功能部分或完全障碍。

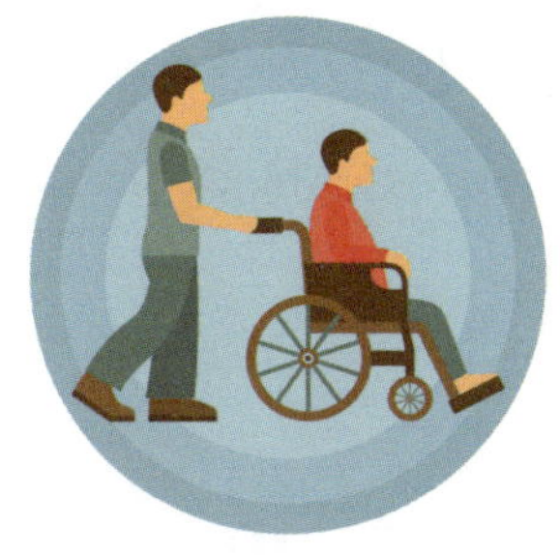

由于脊髓损伤程度分为完全损伤或不完全性损伤，再加上损伤平面的不同，因此，临床表现会有很大的不同。高位颈髓完全性脊髓损伤患者，可造成四肢、躯干（包括呼吸肌）运动功能瘫痪；胸、腰髓完全性脊髓损伤患者，只造成部分躯干及双下肢的运动功能瘫痪；不完全性脊髓损伤患者，则会保留脊髓损伤平面以下的一部分运动、感觉等功能。不同损伤平面的患者，康复后的功能状况也有很大的区别，例如：较高位胸、腰髓的完全性脊髓损伤患者，只能依靠轮椅移动；下位腰髓的完全性脊髓损伤患者，有可能利用下肢矫形器、助行器或拐杖等辅助器具就能获得步行移动能力。

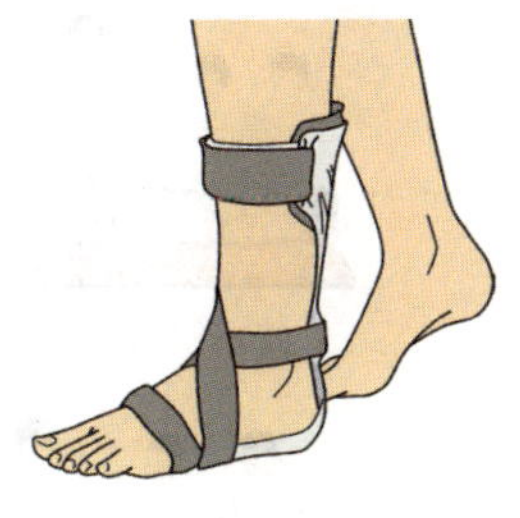

踝足矫形器

2．引起截瘫的原因有哪些?

引起截瘫的原因多为外伤性，包括交通事故、工伤事故、运动损伤、高处坠落、暴力砸伤、刀伤枪伤等；其次还有非外伤性原因，包括横贯性脊髓炎、脊髓肿瘤、血管意外和脊髓局部缺血等。

3．如何预防脊髓损伤的发生?

为防止外伤性脊髓损伤的发生，应采取必要的预防措施。如交管部门在对交通事故原因分析后，制定了驾驶员及乘员在汽车行驶时，佩系安全带的强制交通法规；在搬运刚发生了脊柱骨折或脱位的患者时，应保持伤者损伤脊柱的稳定，防止在搬运时发生脊髓的二次损伤等。搬运脊髓损伤病人的正确方法如图所示。

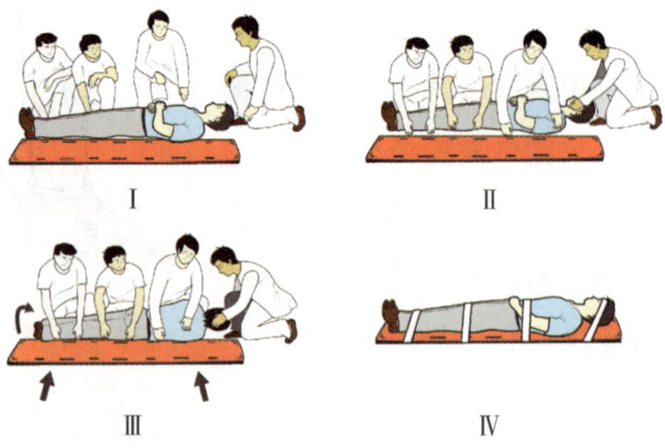

4. 如何确定脊髓损伤的水平?

脊髓损伤水平，是确定脊髓损伤患者损伤程度的重要依据。脊髓损伤水平是指具有完整的运动和感觉，即正常脊髓功能的那个最低脊髓节段。以完全性脊髓损伤为例，定位在胸 12，即表示胸 12 及胸 12 以上的脊髓功能是完全正常的，脊髓从腰 1 开始功能受损，即腰 1 及腰 1 以下的脊髓由于损伤而丧失功能。

5. 截瘫后会引起哪些功能障碍及并发症?

（1）常见的功能障碍

①运动障碍。

脊髓损伤后，损伤平面以下的肢体会发生部分或完全性的运动瘫痪。在损伤早期，瘫痪肢体常呈松软状态，也称为弛缓性瘫痪；随着时间的延长，瘫痪的肢体日益变得僵硬，称为痉挛性截瘫。

②感觉障碍。

a. 脊髓损伤后会引起损伤平面以下的身体皮肤感觉丧失或减退。由于感觉障碍，患者很容易发生身体皮肤的损伤，如外伤、烫伤等。因此，在给患者用热水洗脚或用热水袋取暖时，应该注意水温。另外，不能自行改变姿势体位的四肢瘫患者，由于感觉消失，还有发生压疮的风险。

b. 疼痛。脊髓损伤患者的瘫痪肢体常常发生疼痛，即截瘫性神经痛。

③大小便障碍。

截瘫患者经常发生排便困难，大便干燥或排不出；排尿障碍以尿排不出或尿排不尽最为常见。

（2）常见并发症

①骨质疏松。

截瘫患者的瘫痪肢体容易发生骨质疏松。发生骨质疏松后，如果不慎跌倒，或过度用力活动肢体时，容易引发瘫痪肢体的骨折。

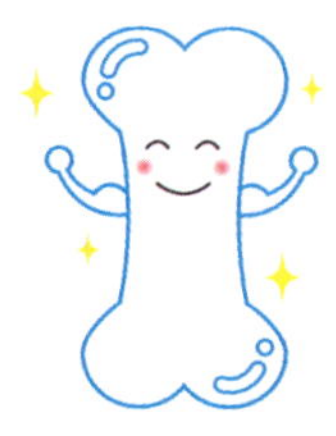

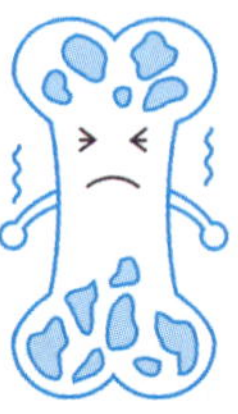

②褥疮。

褥疮也叫压疮，是指由于身体局部长期受压，导致受压部位的皮肤及皮下组织坏死和破溃。截瘫患者的褥疮多发生于头后枕部、肩胛部、肘头部、髋部两侧、骶尾部、足跟及内外脚踝部，褥疮是截瘫患者一生中都必须预防的并发症。

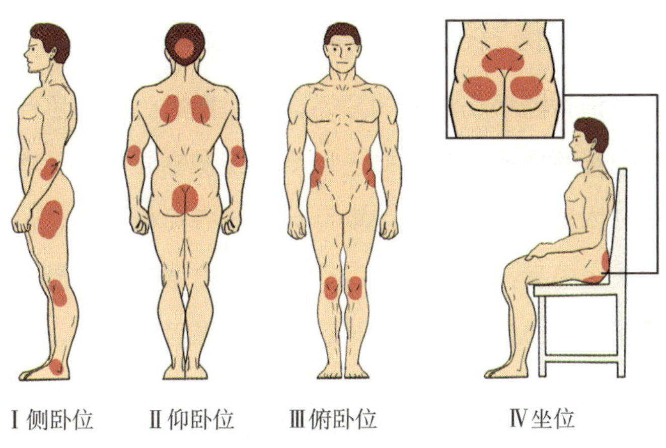

各种体位易发生褥疮的部位

③咳嗽无力。

由于高位颈段脊髓损伤患者的呼吸和咳嗽力量减弱，因此痰液常常不易咳出，容易引起肺部感染。

④下肢静脉血栓形成。

截瘫患者多数长期卧床，在卧床期如果出现一侧大腿肿胀、增粗，肿胀大腿的皮肤温度增高，这种情况极有可能是下肢深部静脉内有血栓形成，造成静脉血液回流困难。下肢静脉血栓形成可导致的严重后果是：脱落的栓子随着血流，有可能进入心脏，再到肺里，造成肺栓塞，肺栓塞可导致患者突然死亡。

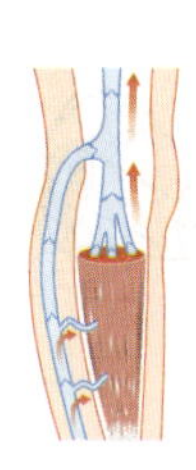
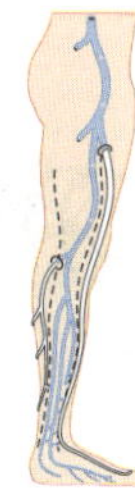

6. 脊髓损伤患者如何了解自己的预后?

所谓脊髓损伤患者的预后，就是指最终康复目标。由于每个脊髓损伤患者的损伤程度、损伤平面、接受康复时间及个体情况都不同，康复目标也是各不相同的。要确定脊髓损伤患者具体的康复目标，主要依据其神经损伤的程度和损伤平面的高低，同时还要参考患者的年龄、体质以及有无其他并发症等情况。下面就以完全性脊髓损伤患者为例，介绍从颈 4 至腰 3 以下各损伤平面的脊髓损伤患者可达到的康复目标。

（1）颈 4 完全性损伤的四肢瘫患者

①使用口棍、头棍操作仪器（如电脑等）；用口或下颌控制特制的电动轮椅进行日常移动；使用气管式的气控开关控制环境控制系统，如用嘴含着气控开关进行吹吸气就可以通过一个控制系统来进行室内环境的控制；控制电动床，改变卧床的姿势；接打电话，开关窗帘等。

②维持和加强呼吸功能。

③预防和减少并发症。

（2）颈 5 完全性损伤的四肢瘫患者

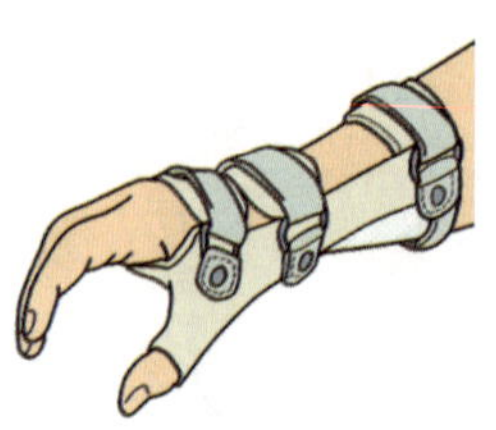
腕部矫形器

①使用上肢悬吊架或上肢支撑装

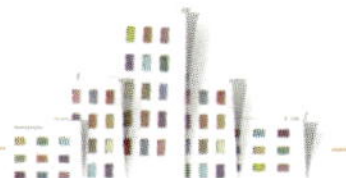

置，配合配戴腕部支撑矫形器，再利用辅助抓握类辅具完成独立进食、刷牙等自理动作。

②独立使用气控或头控的特制电动轮椅。

③在他人的帮助下，利用辅助器具完成从床到轮椅的转移。

④预防和减少并发症。

（3）颈 6 完全性损伤的四肢瘫患者

①利用床栏或床栏上绑着的绳子可以自行完成翻身、坐起等动作。

②利用床上方固定的绳子或移乘板，自行完成床与轮椅间的转移动作。

③佩戴防护手套，在平地上能够自己驱动普通轮椅。

④能独立完成一部分日常动作，如自己穿脱改造后的衣服及鞋袜。

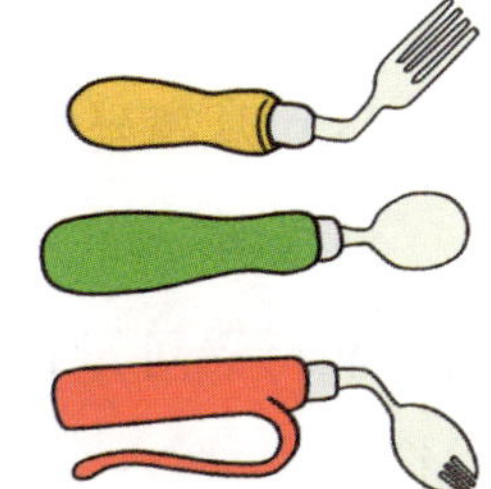

⑤利用代偿抓握能力的辅具独立进食，打理个人卫生及写字、操控电脑。

（4）颈 7 完全性损伤的四肢瘫患者

①能够自行完成床上翻身、坐起及移动身体的动作。

②大部分生活自理动作能独立完成，如能自己进食、

穿脱衣服、打理个人卫生等。

③转移动作可自理，能独立完成上下床。

④能独立驱动普通轮椅，独立完成坐位时的减压动作。

（5）颈 8 ~胸 2 完全性损伤的截瘫患者

①能独立完成日常生活所需要的基本活动，如独立床上活动、轮椅移乘动作、穿衣写字、使用通讯工具、驱动轮椅、处理大小便等。

②可从事坐位工作。

③配戴骨盆固定式长下肢矫形器后，可以在平行杠内保持站立或用手扶着栏杆等固定物保持站立。

（6）胸 3 ~胸 12 完全性损伤的截瘫患者

①能完成日常生活所需要的活动，生活完全可以自理。

②轮椅上各种动作完全独立。

③可从事坐位工作。

④配戴长下肢矫形器，用双腋拐或助行器可进行短距离室内训练性行走。

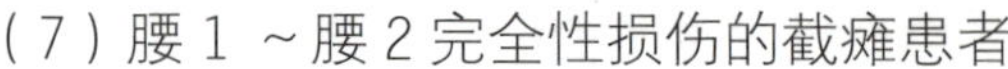

（7）腰 1 ~腰 2 完全性损伤的截瘫患者

①能够独立完成日常生活所需要的活动，能完成胸 3 ~胸 12 完全性损伤患者的一切活动。

②可以驾驶残疾人专业摩托车和电动车，可驾驶改造后的机动车。

③可从事坐位工作。

④配戴长下肢矫形器或短下肢矫形器，并借助双肘拐或手杖、助行器，能够在室内进行实用性行走、上下楼梯等活动。

（8）腰 3 及腰 3 以下完全性损伤的截瘫患者

①能完成腰 1 ～腰 2 完全性损伤患者的一切活动。

②能够在室内或室外步行。部分患者可能需要使用手杖或穿戴矫形器才能完成。

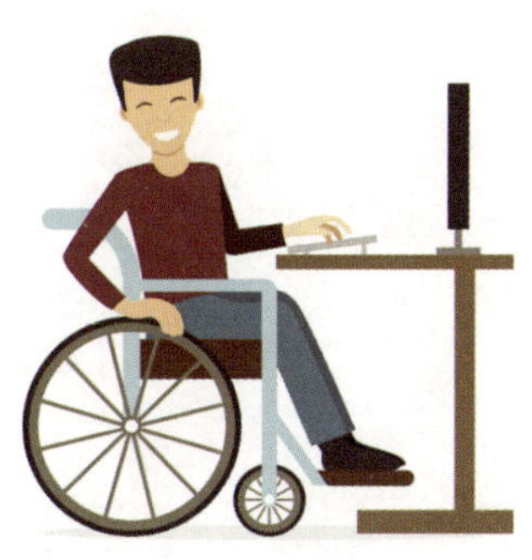

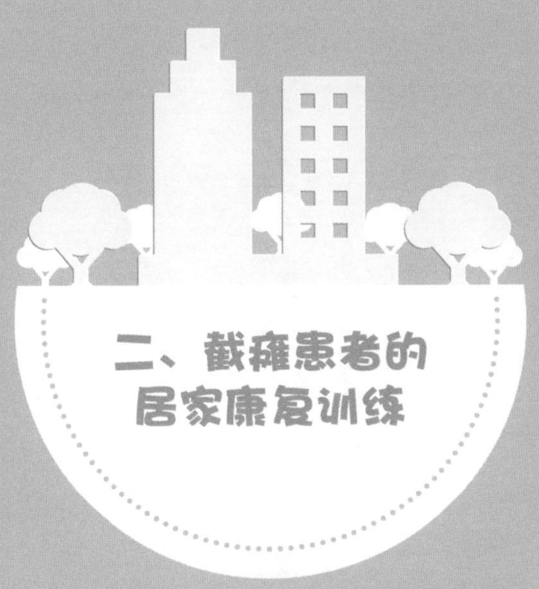
二、截瘫患者的
居家康复训练

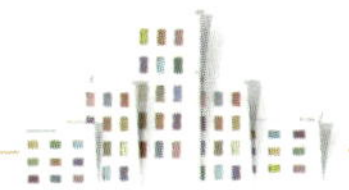

7. 截瘫患者的康复训练包括哪些内容?

为了最大限度维持和提高截瘫患者的残存能力，预防和减少并发症，帮助患者重新获得和提高日常生活的自理能力，应开展一些必要的康复训练及生活技能练习。内容主要包括：关节活动、增加肌力、翻身、坐位平衡、移乘、操作轮椅、站立、步行等训练，同时还包括生活技能、职业和文体活动等方面的训练。

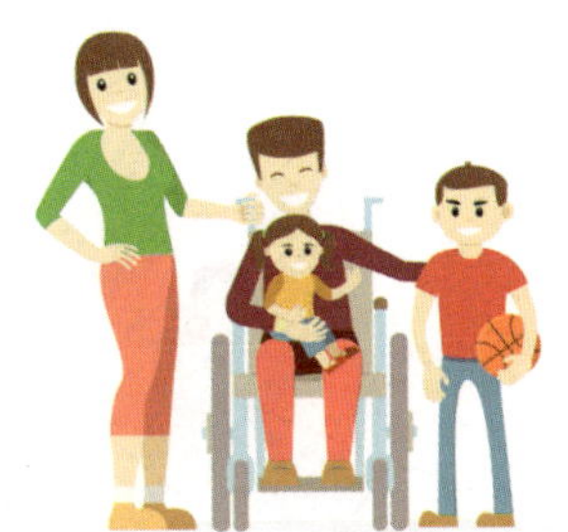

8. 如何进行增加肌力和关节活动范围的训练?

（1）适用对象：上肢功能基本正常的截瘫患者。

（2）目的

①增加上肢肌力以满足驱动轮椅、支撑身体等动作的需要；

②防止关节痉挛（即关节僵硬而难以活动）及四肢肌肉萎缩。

（3）方法

①上肢肌力增强训练：截瘫患者取床上坐位和卧位，双手可反复进行上举哑铃训练；也可以用沙袋、拉力器等

器具训练。如下图所示。

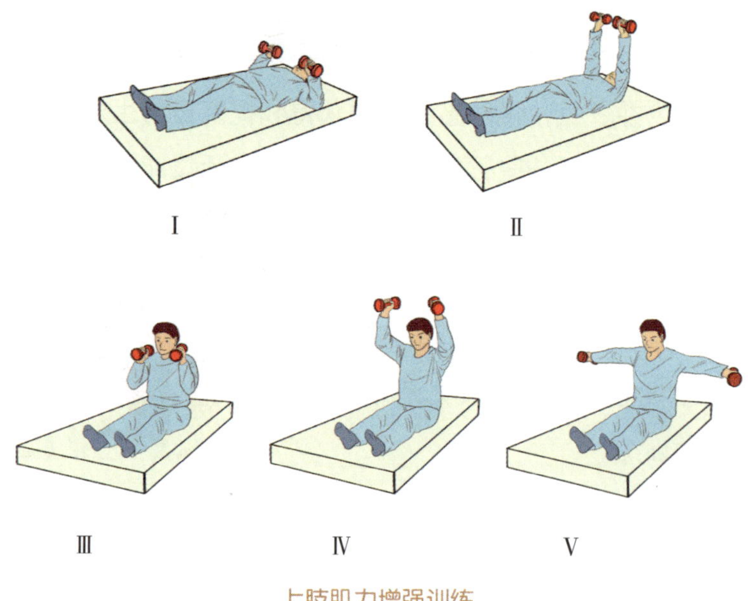

上肢肌力增强训练

②髋膝关节屈伸训练：截瘫患者取床上仰卧位，双手抱住一侧腿，使膝关节屈曲，双手用力，将腿尽量屈曲贴近胸腹部；之后再用相同的方法活动另一侧腿，两腿反复交替训练。如下图所示。

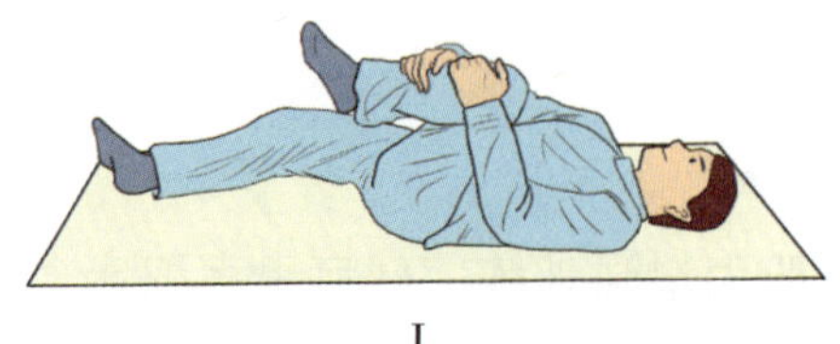

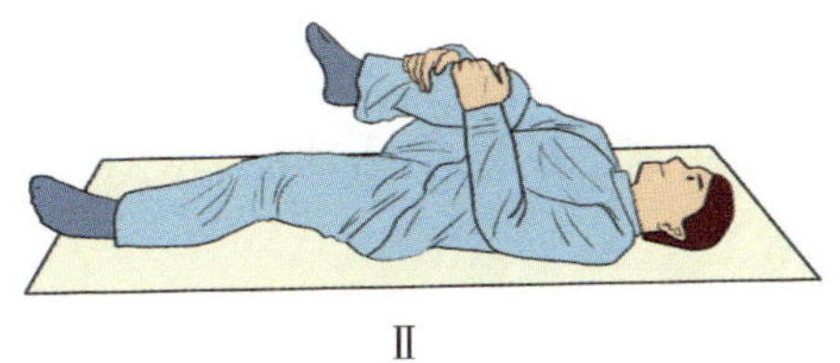

髋膝关节屈伸训练

③髋关节向外旋转训练：截瘫患者取床上坐位，将一侧腿的膝关节屈曲，并将脚放置在另一侧大腿上；再以同样的方法训练另一侧腿，两腿反复交替训练。如下图所示。

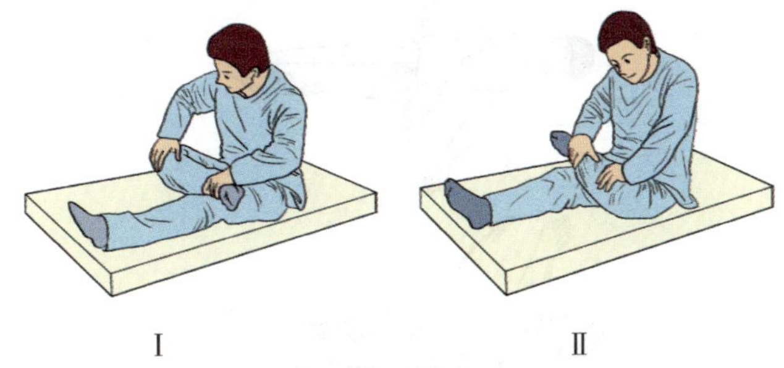

髋关节向外旋转训练

9．如何进行翻身训练?

（1）适用对象：完全性脊髓损伤引起的肢体瘫痪，手指没有肌力，而上肢功能较弱的患者。

（2）目的

①防止身体局部受压时间过长而造成压疮。

②防止肺部感染。

③提高患者在床上的独立活动能力。

（3）方法

①患者仰卧，双上肢上举。

②双上肢向左右甩摆数次，利用惯性向一侧翻身。

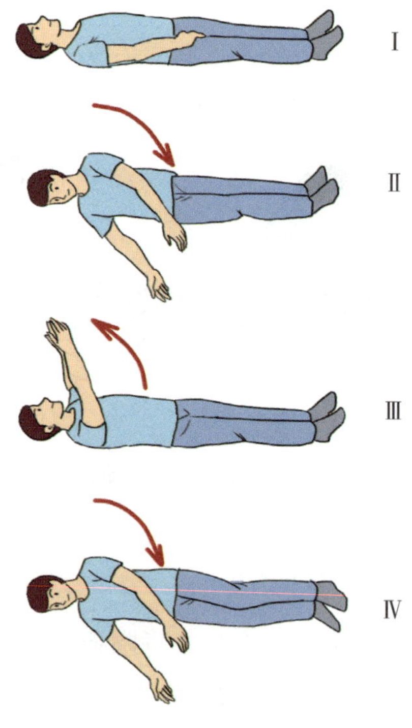

翻身训练

10．如何进行卧位坐起训练？

（1）适用对象：完全性脊髓损伤引起的肢体瘫痪，手指没有肌力，而上肢有一定能力的患者。

（2）目的

①提高患者在床上的独立活动能力，还可以为进一步训练打好基础，如从床移动到轮椅上等动作。

②提高日常生活的自理能力，如在坐位下完成进食、穿脱衣物及学习等活动。

（3）方法

①用肘部坐起的方法。

a. 患者于仰卧位先将头抬起。

b. 头向前屈曲的同时，双侧肩膀向身体内侧收，并使双肘部支撑身体。

c. 用一侧肘部保持支撑，同时另一侧上肢撑直伸展。

d. 另一侧上肢也撑直伸展，双手在后方支撑身体。

e. 双手逐渐前移，并保持身体的稳定。

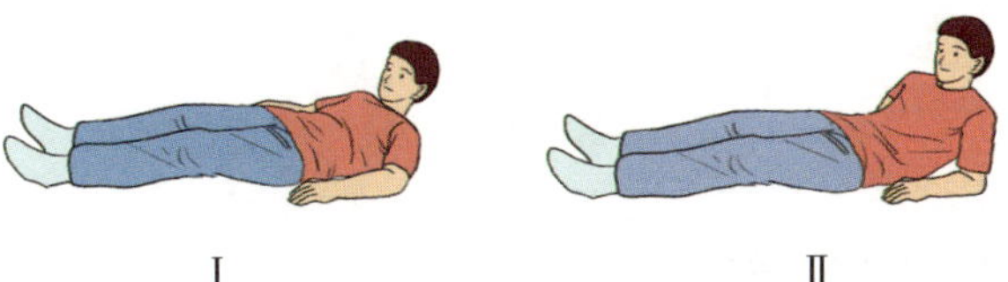

Ⅰ　　　　Ⅱ

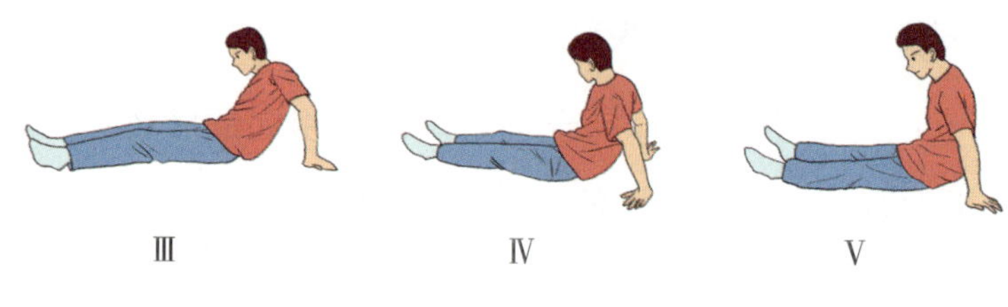

用肘部坐起的方法

②翻身坐起的方法。

a. 患者先向翻身侧相反方向摆动双上肢。

b. 双上肢再用力向翻身侧摆动，并翻身。

c. 用一侧的肘部支撑身体，同时另一侧上肢辅助支撑起身体。

d. 双上肢同时用力伸直，完成坐起动作。

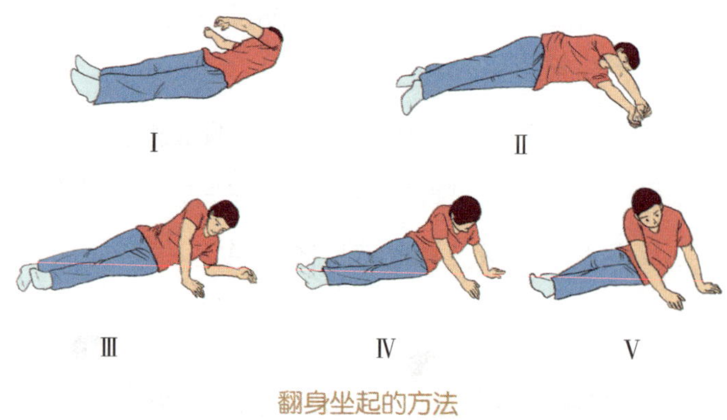

翻身坐起的方法

③利用床档坐起的方法。

a. 患者先将一侧手臂勾住一侧床档。

b. 大幅度摆动另一侧上肢，并使身体旋转。

c. 将手勾住床档并用力拉起身体，另一侧上肢成肘支撑位。

d. 用一侧的手继续拉床档，同时另一侧上肢迅速用力撑直，并支撑起身体，完成坐起动作。

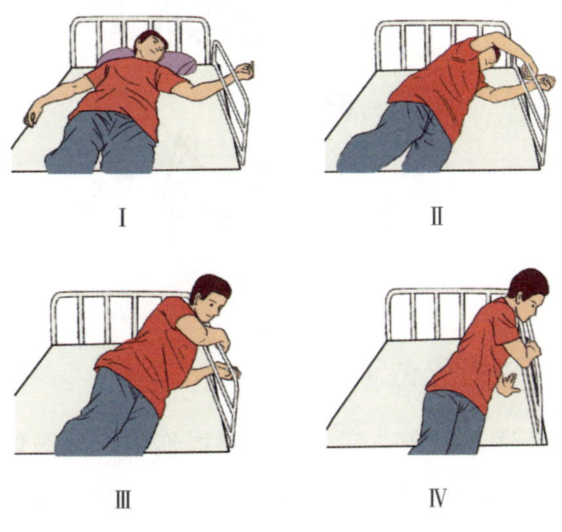

利用床档坐起的方法

④利用绳带坐起的方法。

a. 患者仰卧，一手用腕部勾住系于床尾部的绳带。

b. 屈肘用力勾住绳带，另一手撑床，将身体撑起成侧肘支撑位。

c. 双手同时用力撑起躯干，并保持坐起稳定。

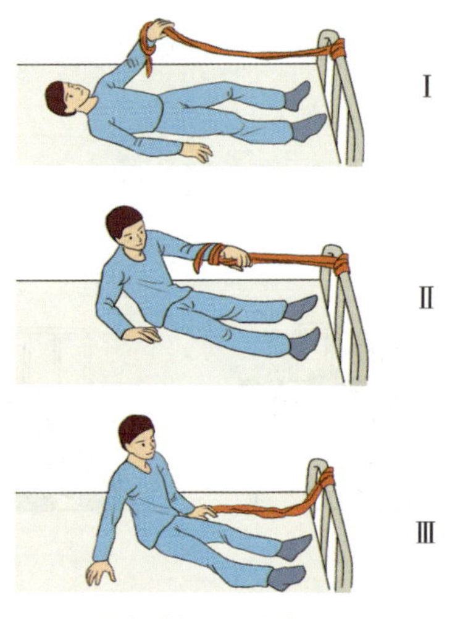

利用绳带坐起的方法

11．如何进行坐位平衡训练?

（1）适用对象：完全性脊髓损伤引起的肢体瘫痪，上肢有一定能力或上肢完全正常，但独立坐位平衡有困难的患者。

（2）目的

①提高患者在床上的独立活动能力，如从床移动到轮椅上等动作。

②提高日常生活自理能力，如在坐位下完成进食、穿

脱衣物及学习等活动。

（3）方法

①患者在床上用双手支撑保持坐位，双腿伸直。

②一只手支撑，另一手慢慢举起，并保持身体稳定。

③支撑一侧手也缓缓向上抬起，并使双手向两侧平举，并保持身体平衡。

④双手向高处上举，并保持平衡。

⑤反复进行抬放活动，并逐渐延长抬起时间。如下图。

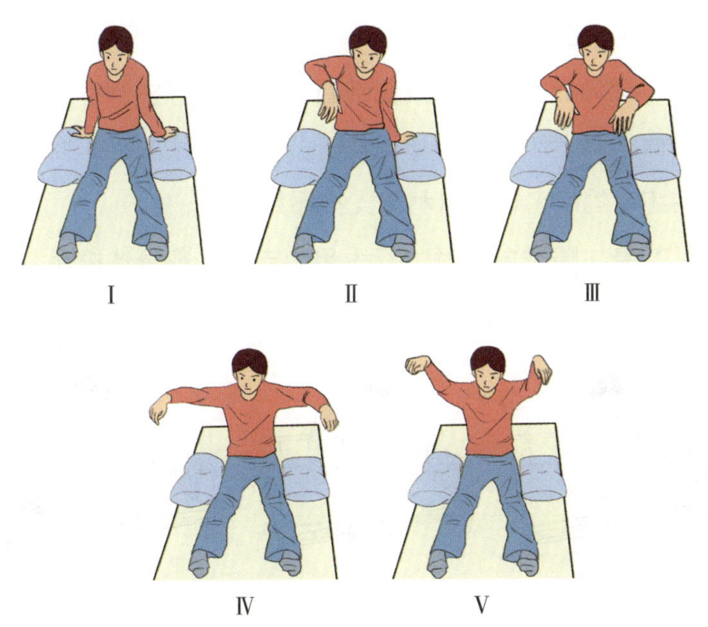

坐位平衡训练

12．如何训练上肢支撑能力？

（1）适用对象：颈7以下完全性脊髓损伤、上肢有一定功能和功能基本正常的患者。

（2）目的

①通过增强上肢支撑力量，可以经常自行进行臀部减压，预防发生压疮。

②可以提高在床上移动身体的能力。

③可以提高日常生活自理能力，如驱动轮椅的能力。

（3）支撑训练方法

①截瘫患者取床上双腿伸直坐位，最好将脚抵住床头或墙面，双上肢置于身体两侧，并将双手掌置于床面（刚开始练习的患者也可以利用支撑器练习）。

②身体略微向前倾，双手用力支撑，将身体撑起，使臀部抬离床面，并反复支撑练习。

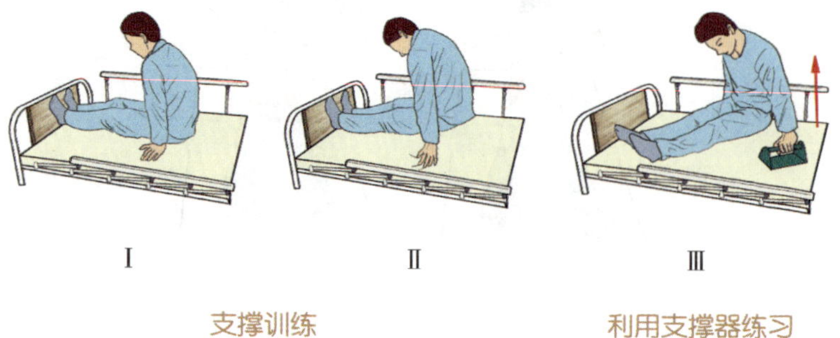

支撑训练　　利用支撑器练习

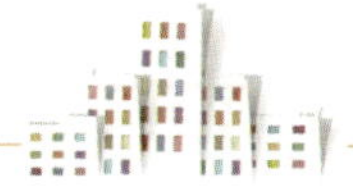

13. 如何自行进行身体减压？

为了预防压疮，脊髓损伤病人应养成经常进行减压的习惯。一般来讲，完全性脊髓损伤患者在某一种体位（姿势）保持 1 ～ 2 小时后，应该进行一次体位（姿势）改变，或进行一次身体局部的减压。

减压的方法有他人辅助减压和独立减压两种。他人辅助减压，即患者自己没有改变身体姿势的能力时，应由他人通过帮助其翻身、局部减压等方法来完成。而独立减压则是，患者可以通过自身的能力或利用辅助用具完成减压动作。具体方法如下：

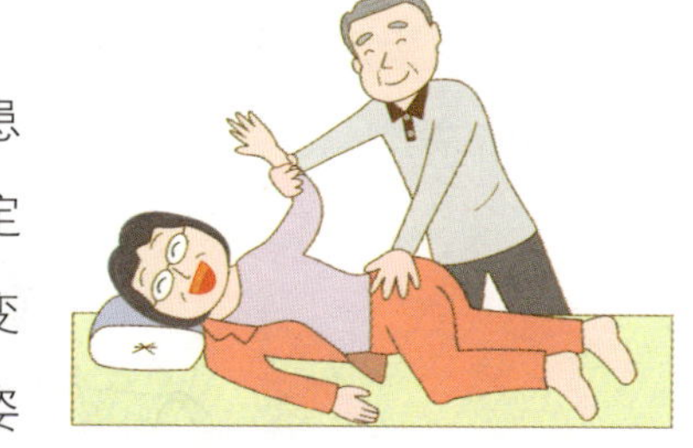

（1）长时间卧床位患者的减压方法：可以通过定时进行翻身（如从仰卧位变换成侧卧位）、局部身体姿势变换、使用防压疮床垫和体位保持垫等辅助用具预防压疮。

（2）长时间坐轮椅患者的减压方法：长时间坐轮椅患者应经常进行臀部的减压，防止因久坐不动引发的压疮。下面介绍脊髓损伤各不同损伤平面患者自行减压的方法。

①颈 5 完全性损伤患者，应学会使用固定于轮椅靠背

扶手上的套带，前倾减压，如下图所示。

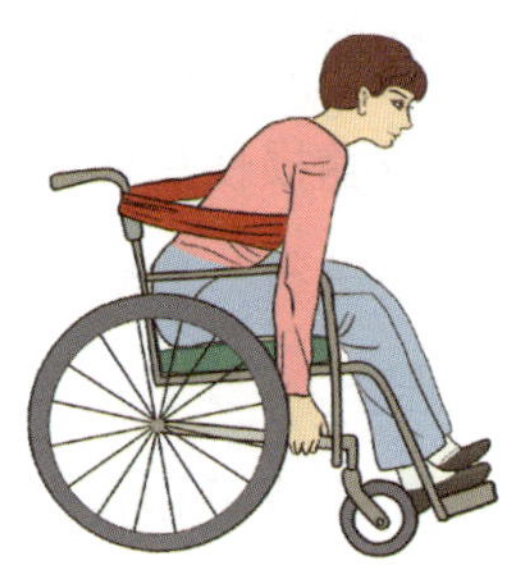

颈 5 完全性损伤患者自行减压方法

②颈 6 完全性损伤患者，可将一侧上肢放在靠背的后面，用另一侧肘关节锁住轮椅的把手，然后躯干做侧屈、旋转、前驱运动，双侧上肢轮流进行，以达到减压的目的。如下图所示。

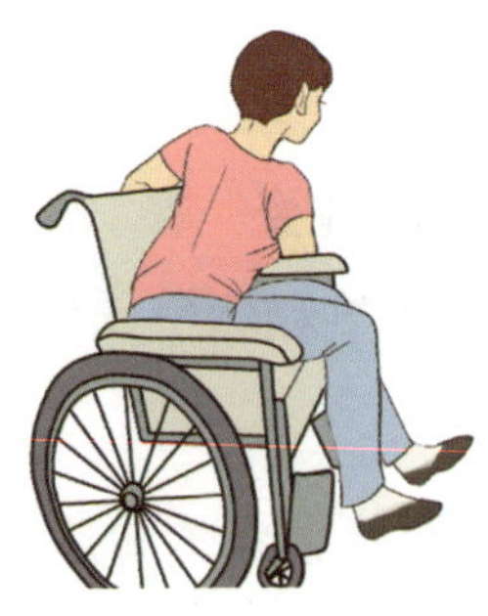

颈 6 完全性损伤患者自行减压方法

③颈 7 完全性损伤患者，可先用一侧上肢支撑减压，然后换用另一侧，交替完成减压训练，如下图所示。

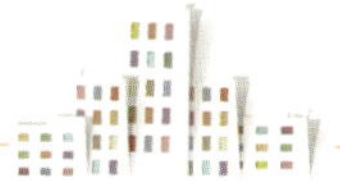

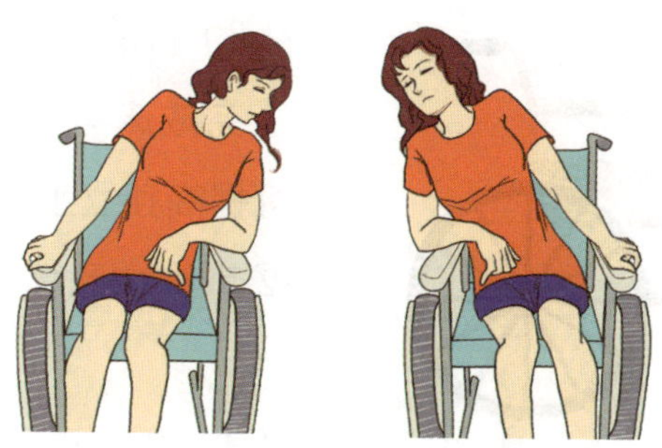

颈 7 完全性损伤患者自行减压方法

④胸腰段完全性损伤的截瘫病人，可利用双上肢按住轮椅扶手，支撑躯干，使臀部抬起，如下图所示。

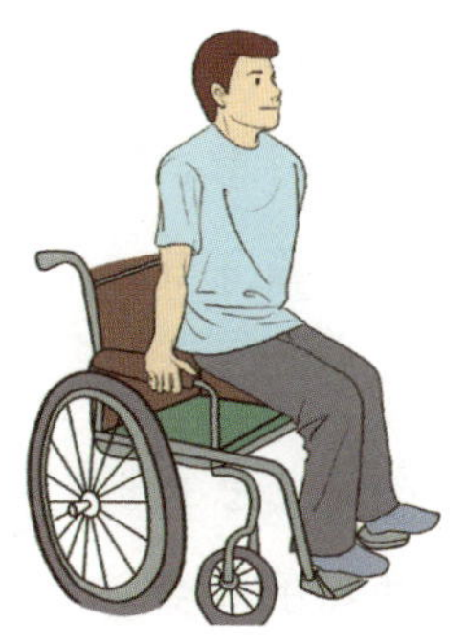

胸腰段完全性损伤截瘫患者自行减压方法

14．如何从轮椅移动到床上？

（1）适用对象：上肢有一定功能或功能正常的截瘫患者。

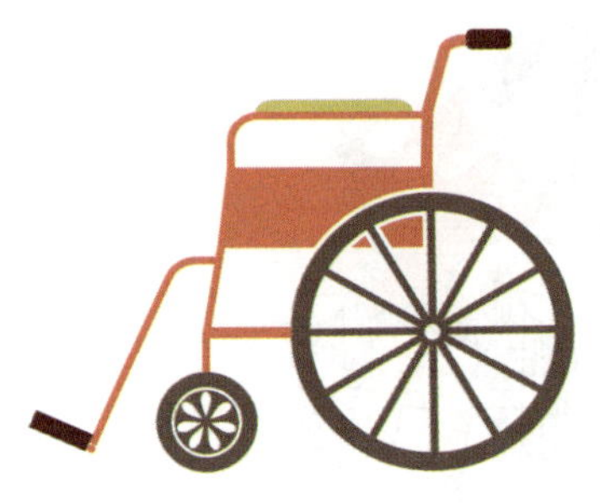

（2）目的

①完成床与轮椅之间的转移，可提高独立生活能力。

②可维持和提升双上肢的肌力。

（3）方法

①辅助者帮助患者由轮椅转移到床上（适用于发病早期或体力较弱的患者）。

a. 轮椅斜对床，成 30 ~ 45 度角，刹住轮椅。

b. 辅助者打开轮椅脚踏板，将患者双脚置于地面。

c. 辅助者面对患者，将患者的臀部向外移出一部分。

d. 辅助者拆下或打开靠于床一侧的轮椅扶手（固定扶手不必如此操作）。

e. 辅助者用膝部抵住患者膝部，患者双手搂住辅助者的颈部，而辅助者的双手抓住患者腰带，或抓住系于患者腰间的移乘带。

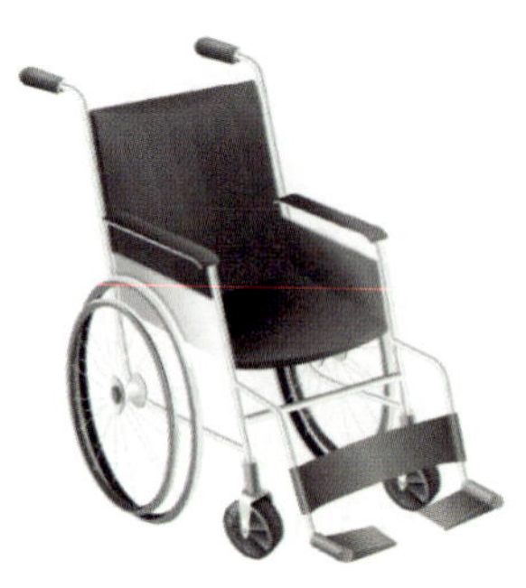

f. 辅助者双手用力拉起患者身体，并将患者缓慢转移到床上。如下图。

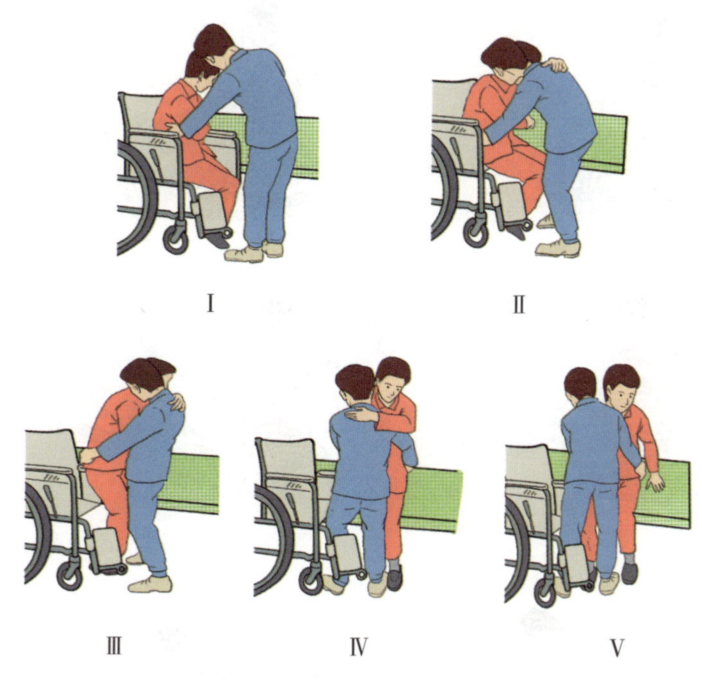

辅助者帮助患者由轮椅转移到床上

②患者从轮椅前方独立上床。

a. 患者驱动轮椅正对床边，在膝部与床边距离 30 厘米左右停车，并刹住轮椅。

b. 患者将双腿分别放到床上；打开轮椅手刹，将轮椅前方尽可能靠近床边，并再次将轮椅刹住。

c. 患者双手扶轮椅扶手，用力支撑身体，并用力将臀部从轮椅前方移到床上。

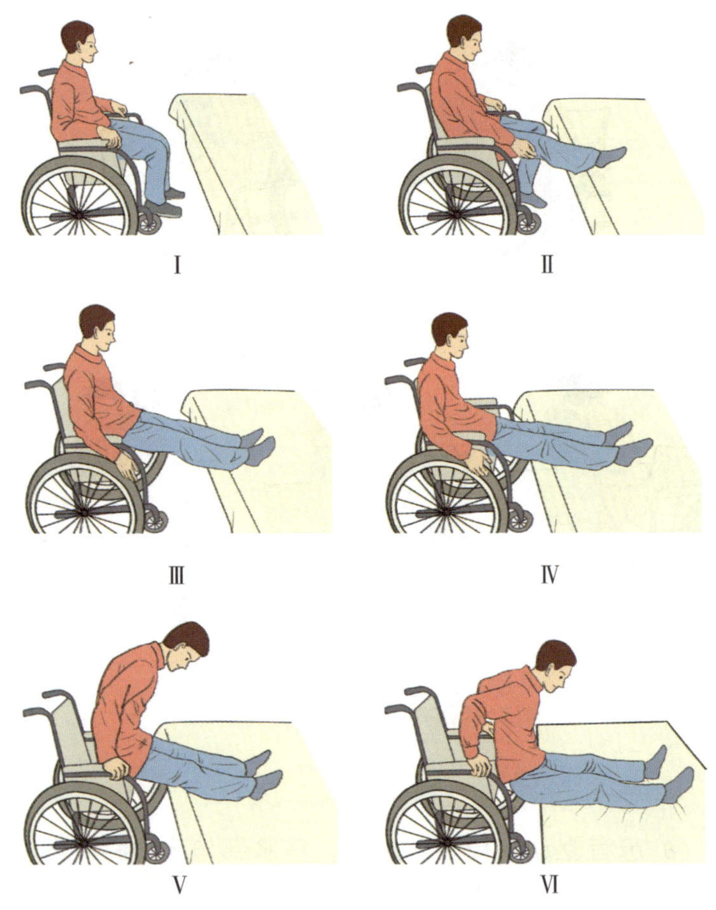

患者从轮椅前方独立上床

③患者从轮椅侧方独立上床。

a. 轮椅斜对床，成 30 ~ 45 度角，刹住轮椅。

b. 打开轮椅脚踏板，将双脚置于地面（部分上肢力量

很强的截瘫患者也可以不进行此项操作）。

c. 用双手支撑扶手，将臀部向外移出一部分。

d. 请拆下或打开靠于床一侧的轮椅扶手（固定扶手不必如此操作）。

e. 患者一手撑于床面，另一手撑住轮椅外侧扶手。

f. 身体稍前倾，双手用力支撑，使臀部离开轮椅，转移到床上。

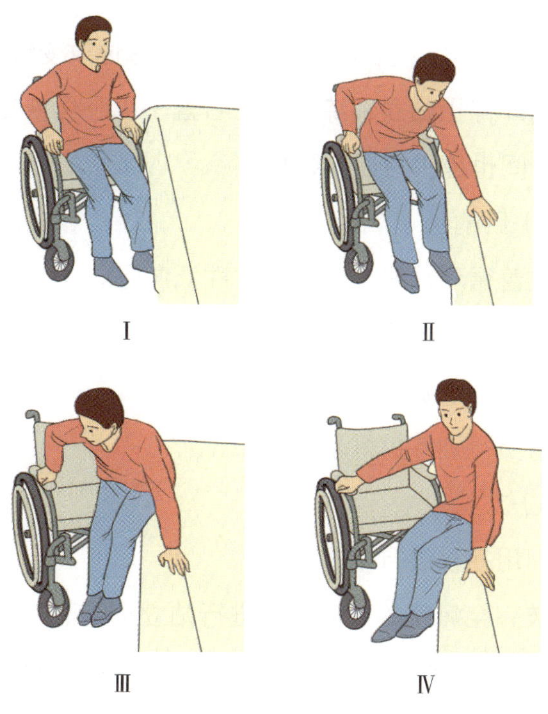

患者从轮椅侧方独立上床

15．如何进行站立训练？

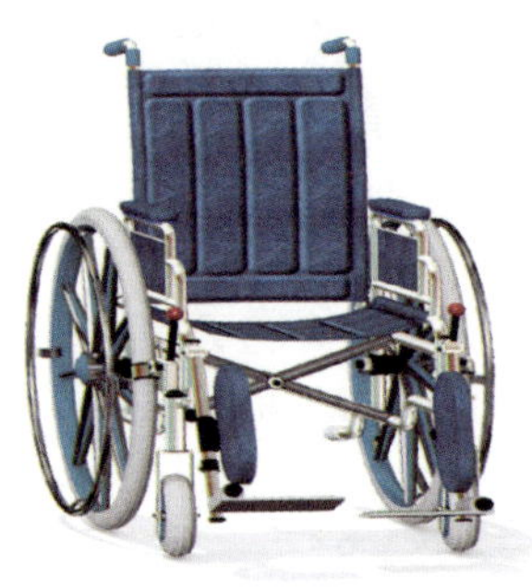

（1）适用对象：上肢有功能的截瘫患者。长期卧床的患者刚开始进行站立训练时，应该先进行一段时间的坐位训练，待血压稳定后再开始站立训练。如果患者站立起来后出现头晕眼花等不适感觉，则表明很可能发生了体位改变性低血压，此时应立即停止站立训练，将患者置于平卧位恢复血压。站立的时间也应由短逐步延长。

（2）目的

①改善循环功能，预防体位性低血压。

②预防骨质疏松及泌尿系统感染等并发症。

③改善心理状况。

④为步行训练打好基础。

（3）方法

①利用拐杖进行站起训练。

下肢完全瘫痪的截瘫患者进行站立训练时，患者在辅助者的帮助下，佩戴矫形器固定下肢，并使身体略微前倾，双手用力支撑双腋拐（双肘拐）保持站起的状态。如下图。

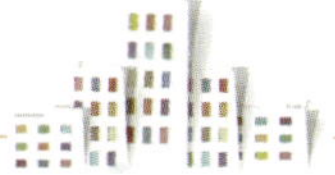

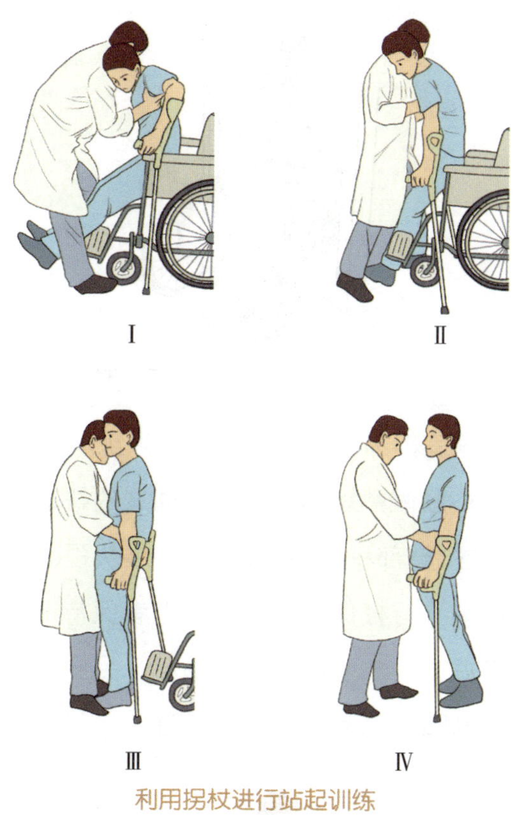

利用拐杖进行站起训练

②利用社区户外设施进行站立训练。

例如可以选择社区户外某一固定的栏杆处，在辅助者的帮助下，患者双膝前方抵住泡沫海绵枕固定膝部，并保持膝部伸直，再用结实的布袋将臀部固定在栏杆上，患者双手握住栏杆保持站立。如下图。

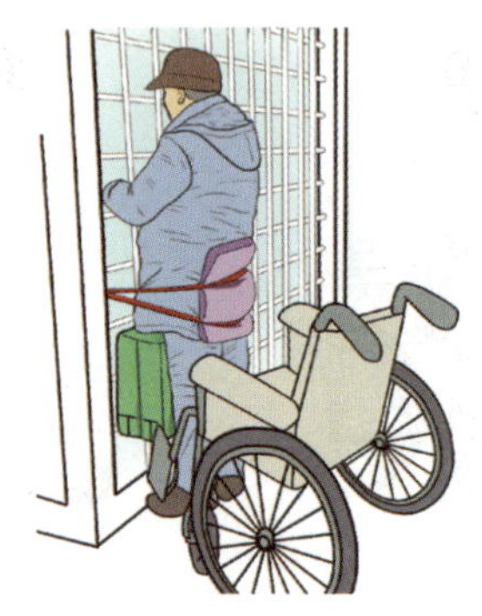

利用社区户外设施进行站立训练

③利用家庭简易平行杠进行站立训练。

患者双下肢佩戴矫形器，在辅助者的帮助下站起，膝关节伸展锁住，臀部稍微向前，同时伸展头颈、双肩和躯干，双手握持简易平行杠保持站立；若患者保持不稳，辅助者可站在患者后方，一手扶住患者髋部，另一手扶住患者胸部，使患者挺胸，保持站直。如下图。

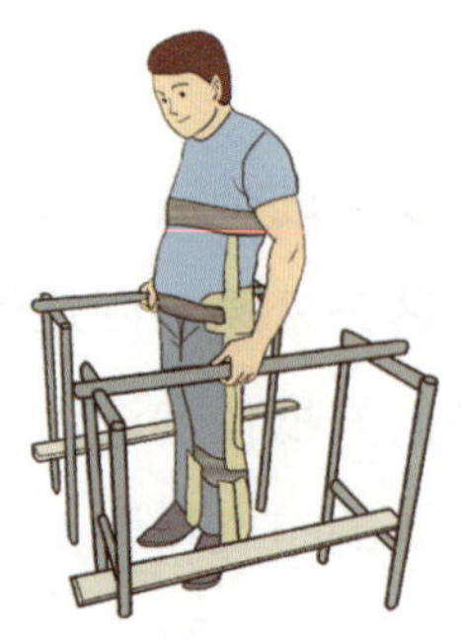

利用家庭简易平行杠进行站立训练

16. 如何进行步行训练?

（1）适用对象：一般来说，上肢功能正常、下肢有一定肌力的脊髓不全损伤患者适合进行四点步行训练；而双下肢完全性截瘫的患者，适合进行摆至步或摆过步训练。在进行步行训练时，患者要使用双腋拐或双肘拐，下肢完全性截瘫和下肢支撑力较弱的患者同时还要配戴下肢矫形器。

（2）目的

①提高患者步行能力。

②增强生活自信心。

③预防和减少并发症。

（3）方法

①四点步训练。

a. 患者双手持腋拐保持站立平衡。

b. 患者先将一侧腋拐前伸，并支持体重，随后再将对侧足迈出。

c. 然后，患者将另一侧腋拐前伸，并支持体重，最后再将对侧足迈出。

d. 重复上述动作，两侧交替向前步行。如下图所示。

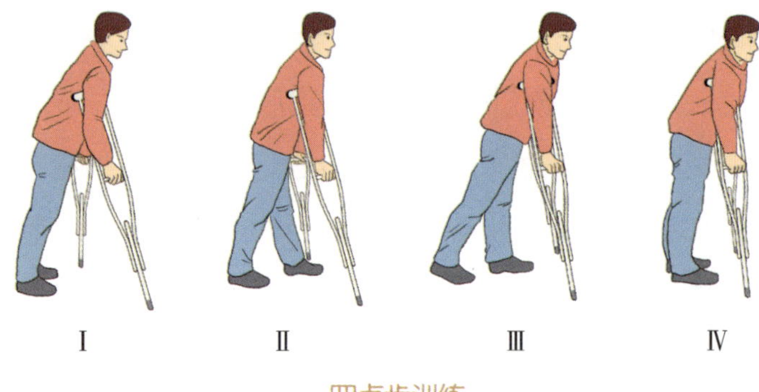

四点步训练

②摆至步训练。

a. 患者双手持腋拐，保持站立平衡。

b. 双腋拐同时向前伸出着地，并支持体重。

c. 双上肢用力支撑身体，使身体向前摆出，并使双足摆置两腋拐之间。

d. 重复上述动作，保持一定节奏向前步行。如下图所示。

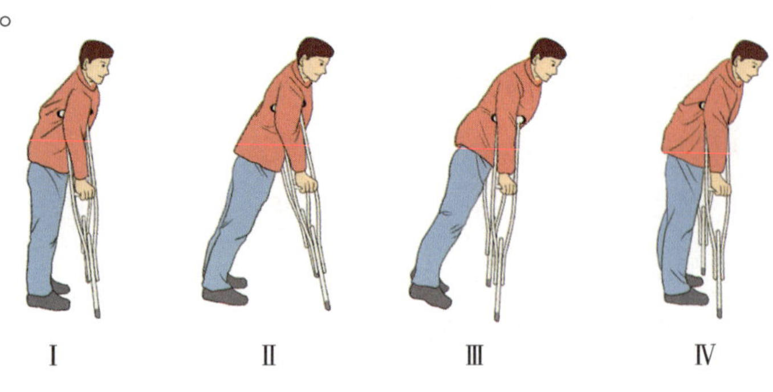

摆至步训练

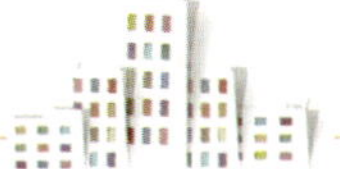

③摆过步训练。

a. 患者双手持腋拐保持站立平衡。

b. 双腋拐同时向前伸出着地，并支持体重。

c. 双上肢用力支撑身体，使身体离地，并向前摆出。

d. 身体摆过双腋拐，双足落于腋拐前方。

e. 重复上述动作，保持一定节奏向前步行。如下图所示。

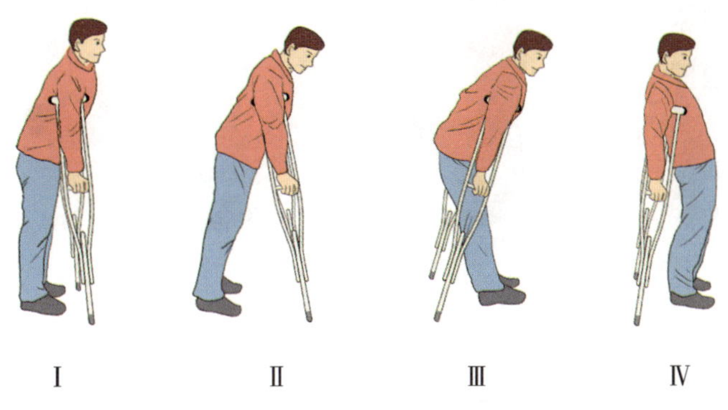

摆过步训练

17．如何安全跌倒，并在跌倒后重新站起？

截瘫患者由于身体平衡欠缺，下肢肌力不足，很容易摔倒。在使用拐杖步行跌倒时要注意，首先要撇开拐杖，避免直接摔到拐杖上。摔倒时应使用双手掌着地，双上肢收在胸前，用肩、肘来缓冲一下。摔倒时不要使上肢保持僵硬，以免造成损伤。

（1）使用腋杖安全跌倒的方法：摔倒发生时，患者使腋杖离开腋窝，倒向前外侧，身体向前倾倒，髋、躯干向前屈曲，双手向前方伸出，双手着地时双肘屈曲撑地，注意防止面部损伤。如下图所示。

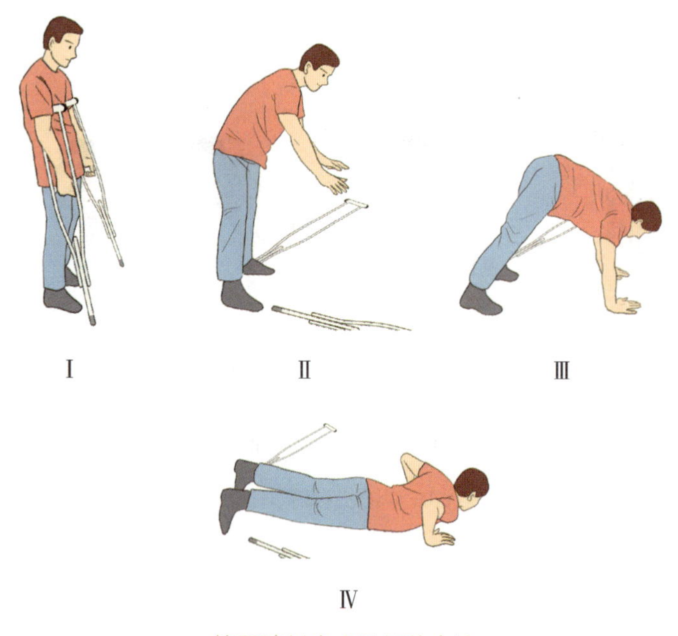

使用腋杖安全跌倒的方法

（2）使用肘杖安全跌倒的方法：跌倒发生时，患者双肘杖交替前移，直至髋关节和身体充分前屈，伸手即可触及地面为止，用左手的肘拐保持平衡，右手放开肘拐，

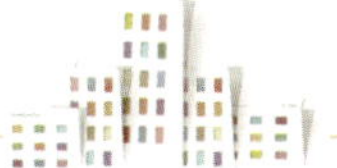

支撑在地面上，再用右手支撑保持平衡，左手放开肘拐，撑在地面上，双手交替向前移动，直至身体俯卧在地面上。如下图所示。

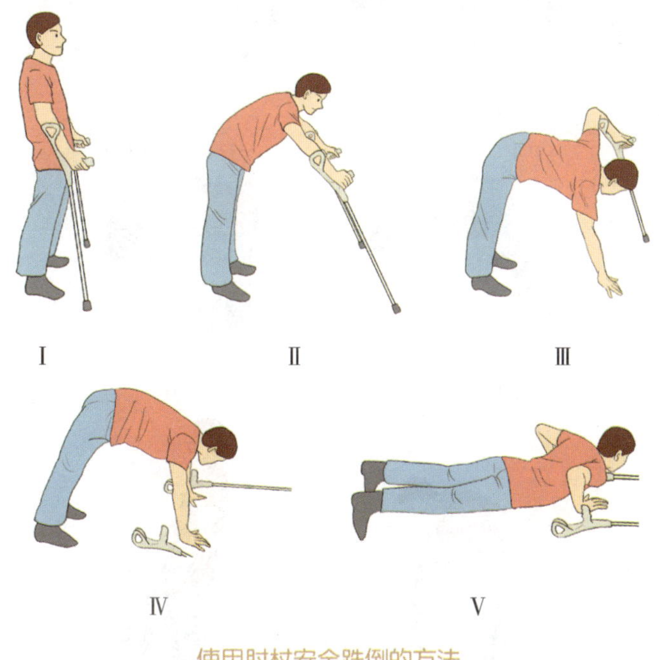

使用肘杖安全跌倒的方法

（3）使用腋杖重新站起的方法：患者身体处于俯卧位，脚踝保持弯曲，腋杖放在身体侧方，呈俯卧支撑姿势，将手逐渐向后方移动，使腰部向上方提起，左手抓住双腋杖的手柄，支撑身体。这时右手从左手处取一支腋杖，并支撑身体抬起躯干，双手扶持腋杖使身体直立，使髋部过伸并保持平衡站稳。如下图所示。

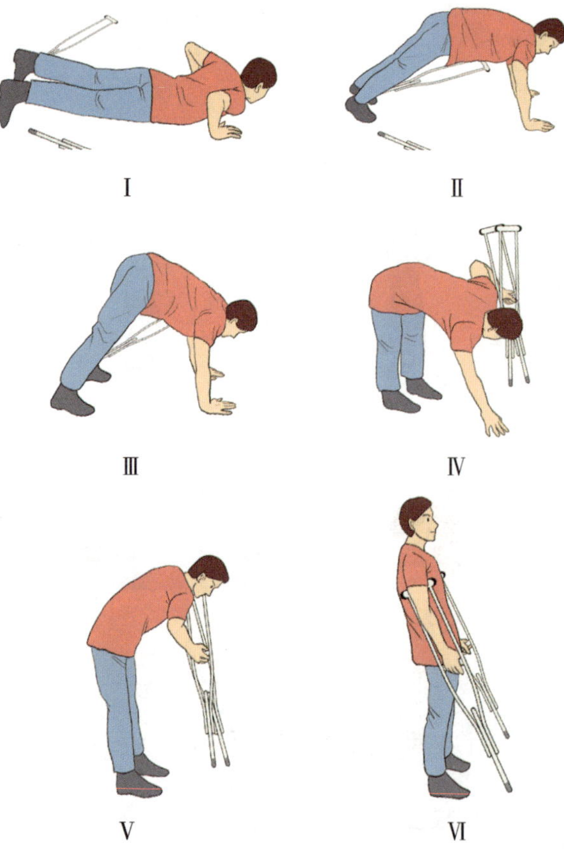

使用腋杖重新站起的方法

（4）使用肘杖重新站起的方法：患者身体处于俯卧位，脚踝保持弯曲，双肘杖置于身体前方，肘杖头朝前方，双

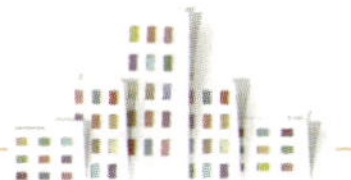

手支撑并同时收缩腹肌，双手交替移动靠近双脚，并使身体重心移动到双脚上。右手支撑保持身体平衡，左手抓住肘拐手柄并支撑于地板上，左手持拐保持平衡，同样方法右手抓住另一支肘拐并保持支撑，双肘拐保持平衡，并交替后移，最后使身体保持平稳站立。

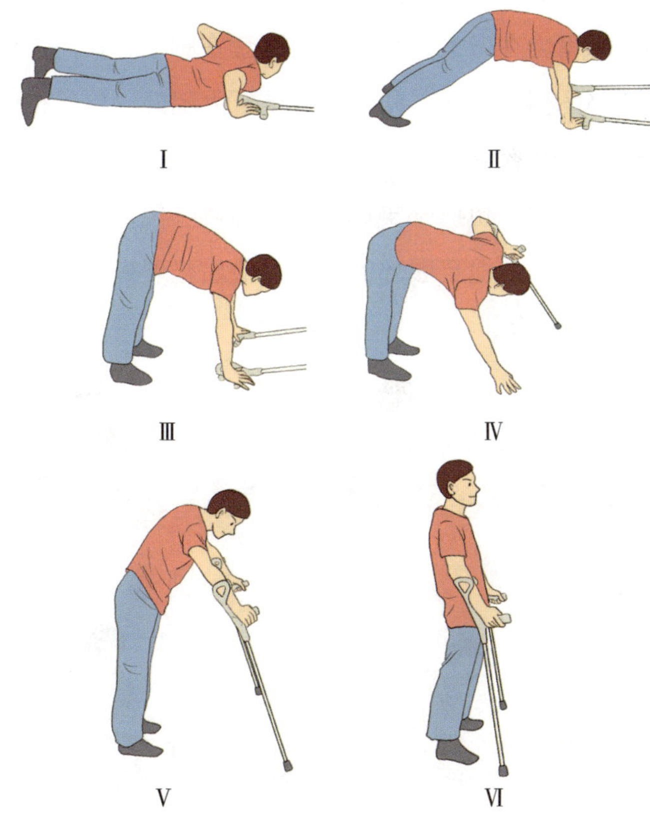

使用肘杖重新站起的方法

18．如何进行生活技能训练？

（1）适用对象：上肢功能基本正常的截瘫患者。

（2）目的：提高患者的日常生活自理能力。

（3）方法

①穿裤子训练。

a.患者坐在床上，将一条裤腿套在脚上后，用手或腕部使膝部呈稍屈曲状，向上拉裤子至大腿处；再用相同的方法穿好对侧裤腿。

b.分别用一侧肘部支撑身体保持侧卧位，再用另一只手完成将裤子上提至腰部的过程，最后整理裤腰并系好裤带。如下图所示。

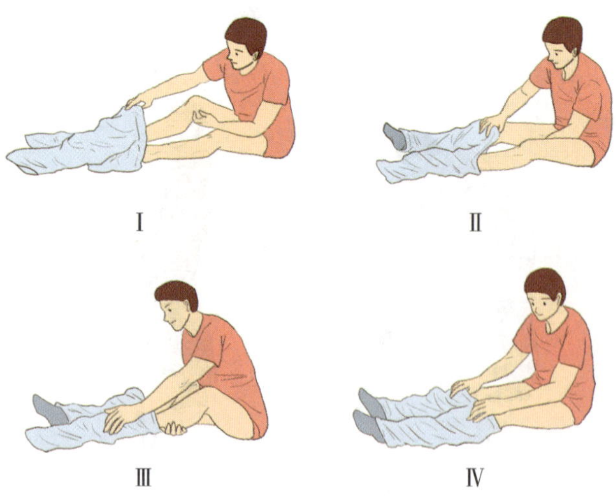

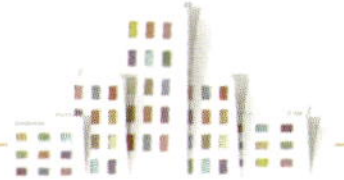

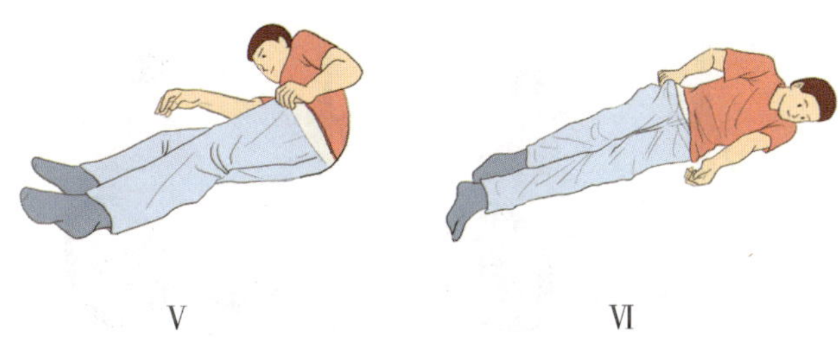

Ⅴ　　　Ⅵ

截瘫患者穿裤子训练

②如厕训练。

a. 患者驱动轮椅，到坐便器前面（尽可能靠近坐便器），停车，并刹住轮椅。

b. 打开轮椅脚踏板，将双脚置于地面。

c. 用双手支撑轮椅扶手，将臀部向外移出一部分。

d. 请拆下或打开靠于坐便器一侧的轮椅扶手（固定扶手不必如此操作）。

e. 患者一手抓住安装在墙壁上的扶栏，另一手撑住轮椅外侧扶手。

f. 身体稍向前倾，双手用力将身体撑起，并将臀部从轮椅移到坐便器上。

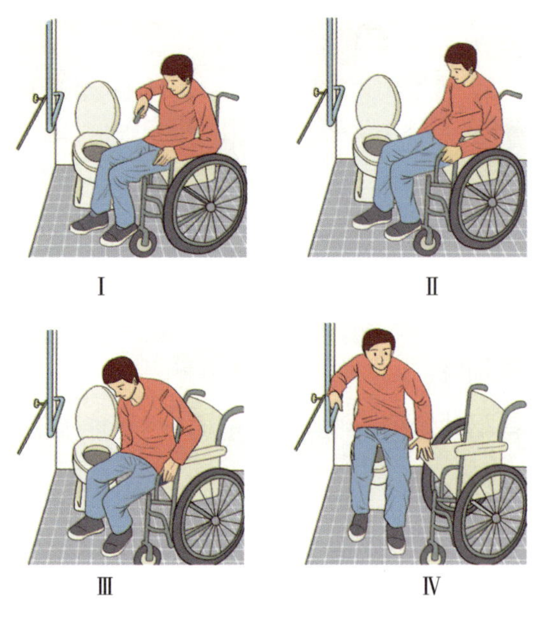

如厕训练

19．截瘫患者如何应对心理问题?

一部分截瘫患者在参与社区活动及家庭生活时，会出现一些心理问题，其中包括：性格改变，认知活动的改变，情绪的改变，社会适应能力不足，逃避婚姻、感情等。甚至可能出现严重的心理问题及精神症状，如情绪障碍、人际交往障碍、睡眠障碍，抑郁症、焦虑症、强迫症、恐惧症等。

对于这些心理问题，应该从患者、家庭及社会三个层

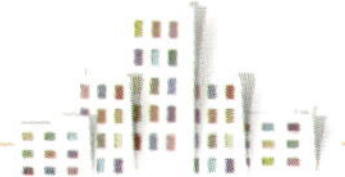

面入手解决。

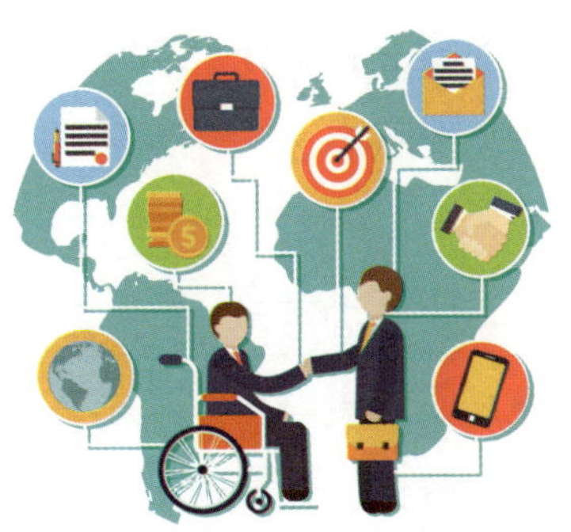

要建立个体心理调节机制和自我调节方法，即接受现实，接纳自己。截瘫患者应尽早为自己重新规划一个新的生活目标，从简单易行的活动做起，循序渐进地提高自己的能力。要让患者了解到，只要通过自身不断地努力，就可以发掘出更大的潜能，这样就可以端正患者的心态，提升患者的自信。截瘫患者不仅应在家庭和社区内主动进行康复训练和生活技能自理活动，同时还应积极参加各类社会活动、职业活动等。截瘫患者多与外界进行交往，既可以感受到社会对自己的接纳和肯定，还可以获得更多的资讯和帮助，这样做，对截瘫患者的心理状态调整是非常有利的。

20. 截瘫患者如何培养职业技能，实现参与社会？

（1）适用对象：智力和上肢功能基本正常的截瘫患者。

（2）目的：截瘫患者要实现参与社会的目标，就必须培养职业技能，开展职业训练，掌握适宜的工作技能，从而提高自立于社会的能力。选择职业训练应根据患者身体功能状态、文化素质和自身需要等因素，综合考虑。

（3）职业训练方法

①脑力劳动。有一定文化程度和学习能力的截瘫患者，通过职业康复可以从事写作、翻译、家教、网页制作和维护、网络管理、程序设计等脑力劳动。如下图所示。

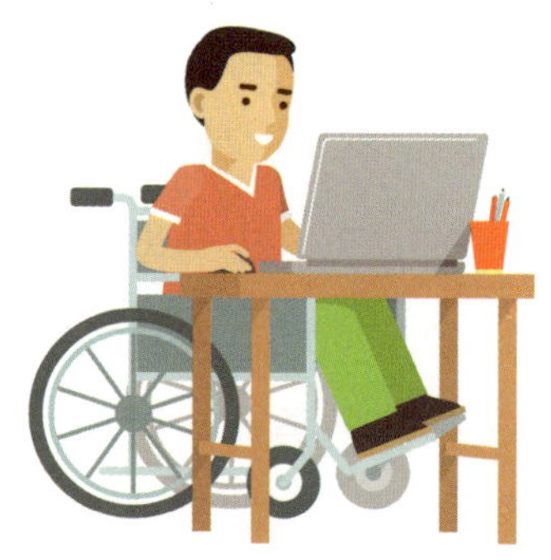

截瘫患者学习操作电脑

②手工艺劳动。很多截瘫患者经过职业康复后，可以从事编织、刺绣、缝纫、染色、打字、复印、家电维修等手工艺劳动。

③一些服务性劳动。如：市场调研、客户回访、电话接听、信息传达、档案管理、电子商务、个体经营等。

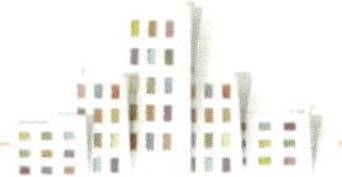

21. 如何开展文体训练?

（1）适用对象：上肢功能基本正常的截瘫患者。

（2）目的：文体训练可促进截瘫患者的身心健康，丰富业余生活，提高生活质量，使截瘫患者能更全面地融入社会生活。

（3）文体训练方法：根据患者功能状态、个人爱好和具体环境条件，选择适合的文体娱乐项目，如轮椅篮球、轮椅乒乓球等。

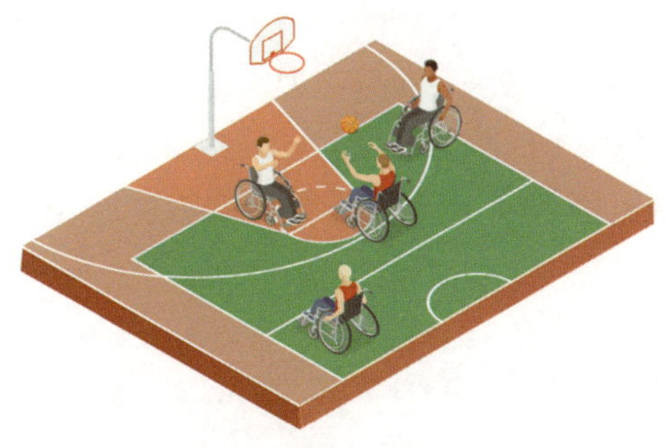

轮椅篮球

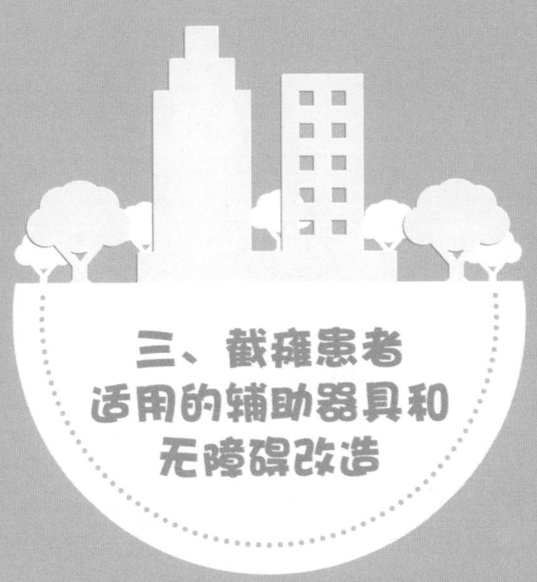

三、截瘫患者适用的辅助器具和无障碍改造

22．如何为截瘫患者选择合适的辅助器具？

对于脊髓损伤患者来说，脊髓损伤平面的高低，是决定其功能状况好坏的最主要的因素。因此，脊髓损伤平面不同，其康复目标也会不同，所需要的辅助器具也是完全不同的。在这里，以完全性脊髓损伤患者为例，介绍各脊髓损伤平面患者常用的辅助器具。

颈 4 四肢瘫患者：适合的辅助器具有护理型高靠背轮椅、高靠背电动轮椅（头控型和气控型等）、防滑垫、口棒、电动（手动）护理床、防褥疮床垫（坐垫）、防漏尿裤等。

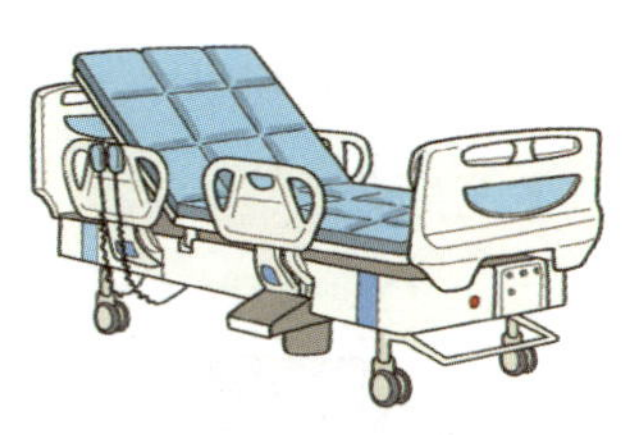

电动护理床

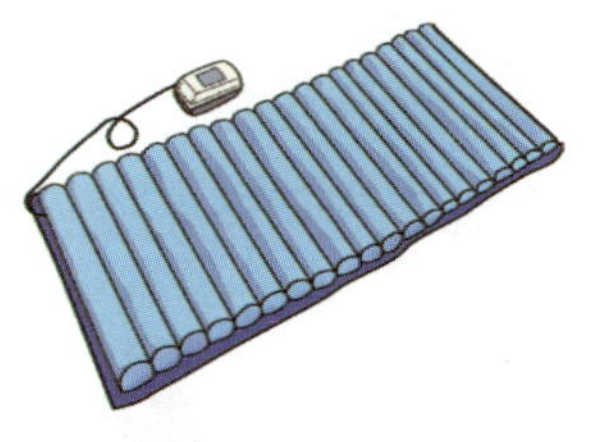

充气式防褥疮床垫

颈 5 四肢瘫患者：适合的辅助器具有电动（手动）护理床、防褥疮床垫（坐垫）、防漏尿裤、高靠背轮椅、高靠背电动轮椅（手柄控制型）、移乘板、上肢悬吊架、万能袖带、腕关节支撑矫形器等。

颈 6 四肢瘫患者：适合的辅助器具有多功能电动护理

床、防褥疮床垫（坐垫）、防漏尿裤、经过特殊改造的功能轮椅、手控式电动轮椅、万能袖带、穿袜器、书写辅具、移乘板、防滑手套等。

颈 7 四肢瘫患者：适合的辅助器具有防褥疮床垫（坐垫）、防漏尿裤、手动式功能轮椅、进食粗柄辅具、梳洗辅具、修饰辅具、如厕辅具、移乘板等。

颈 8 ~胸 5 四肢瘫患者：适合的辅助器具有普通轮椅或功能轮椅、防褥疮坐垫、防漏尿裤、拾物器、截瘫患者专用车等。

胸 6 以下损伤的截瘫患者：适合的辅助器具有普通轮椅或功能轮椅、防褥疮坐垫、防漏尿裤、双腋拐、助行器、截瘫患者专用车、拾物器等。如下图所示。

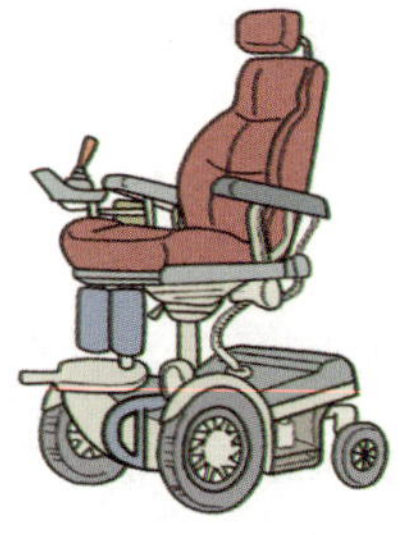

高靠背电动轮椅

（手柄控制型）

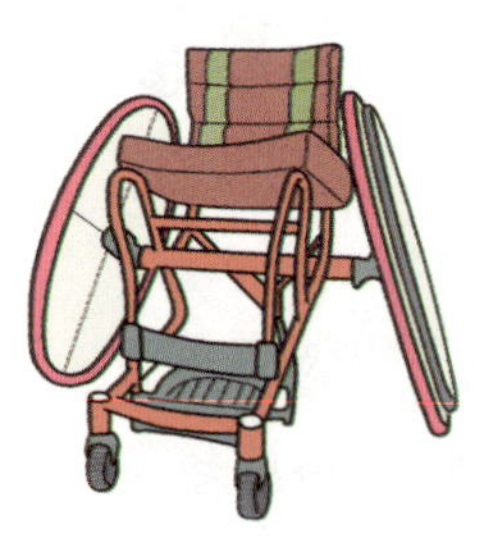

运动轮椅

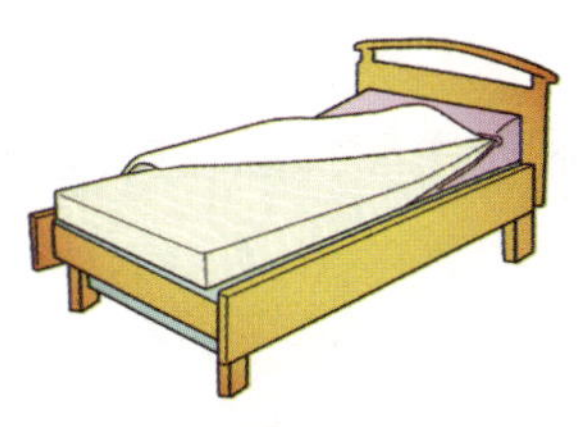
防褥疮床垫

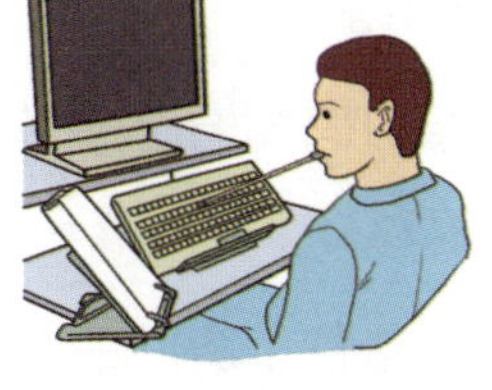
用口棒操作电脑

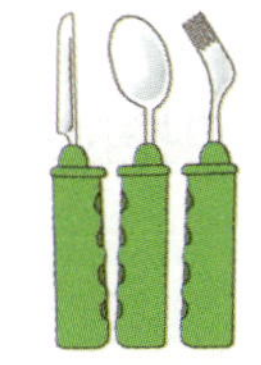
粗柄进食辅具

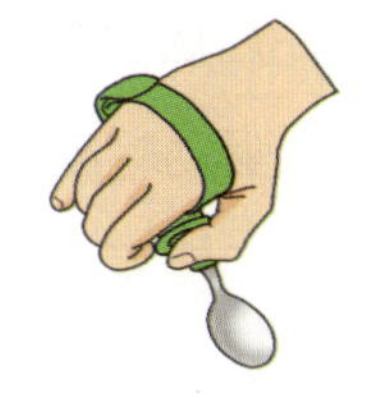
带万能袖带的勺子

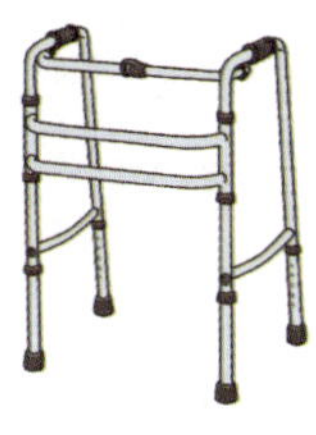
助行器

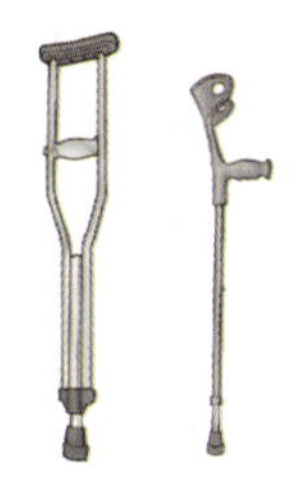
腋杖和肘杖

23. 如何为截瘫患者进行家居无障碍改造?

可将截瘫患者居住的房间、厨房、厕所、浴室等进行重新调整、设计、改造，为其改建一个与其身体功能相适应的、能够满足其自理活动需要的环境。

（1）室内

①室内要留有充裕的空间，以利于患者操纵轮椅或其他助行器移动。

②通向各个房间的走道应保持通畅。

③电源插座、开关、电话应设置在安全方便的位置。

④门开启后的宽度应足以使轮椅或其他助行器方便通过；可自行驱动轮椅的患者，房间推荐使用推拉式门。

⑤消除门槛及房间内的台阶。

⑥必要的地方安装扶手，如卫生间。

⑦厨房：对于轮椅使用者，厨房操作台的高度应符合使用者的实际需要，操作台距地面的理想高度不应超过 79 厘米，并且操作台下应有轮椅可以靠近的空间。如下图所示。

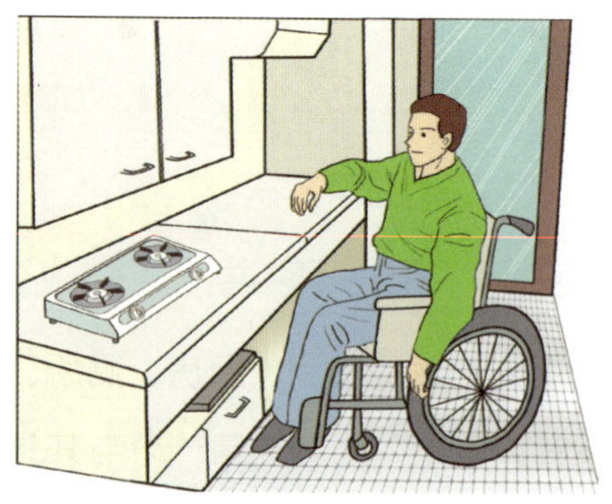

厨房操作台的设计应适合截瘫患者使用

⑧如室内铺设地毯或地板革等，应将其粘牢或钉牢在地上，以防止患者在使用轮椅时，这些物品出现隆起或撕裂，影响人身安全。避免使用可移动的小块地毯。购买地毯时应选择高密度、短毛绒织成的地毯，以保证轮椅或其他步行辅助器具在上面能顺利移动。

⑨对于合并有视觉缺陷的截瘫患者，应在地面贴上颜色鲜艳的胶带，以引导其在暗处行走。

（2）室外

①确保使用轮椅的截瘫患者经过场所时所需要的空间。

②修缮轮椅用坡道，消除屋外的台阶。例如有些房屋从室内到室外的地面会有几级台阶。必要时可使用室外可移动坡道。

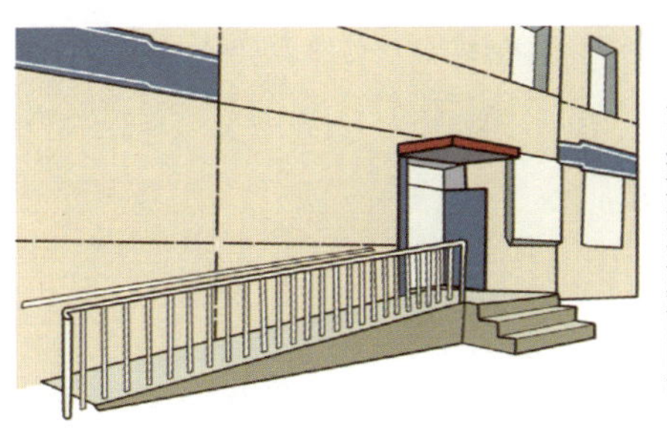

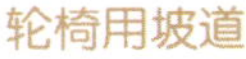

轮椅用坡道

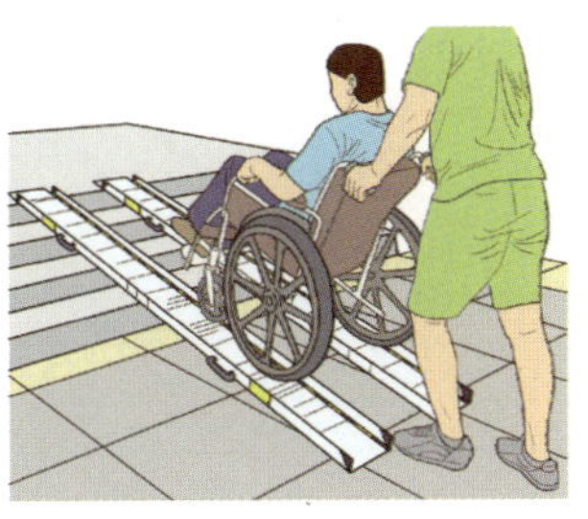

室外可移动坡道